国家卫生健康委员会妇幼健康司

国家卫生健康委计划生育药具不良反应监测中心

复方口服避孕药
社区服务使用指南

（第2版）

主　编　李瑛　王巧梅

副主编　羊海涛　田春华

人民卫生出版社

·北京·

图书在版编目（CIP）数据

复方口服避孕药社区服务使用指南 / 李瑛，王巧梅主编. -- 2版. -- 北京：人民卫生出版社，2025.1.
ISBN 978-7-117-37608-2

Ⅰ. R979.2-62

中国国家版本馆 CIP 数据核字第 2025C2T453 号

| 人卫智网 | www.ipmph.com | 医学教育、学术、考试、健康，购书智慧智能综合服务平台 |
| 人卫官网 | www.pmph.com | 人卫官方资讯发布平台 |

复方口服避孕药社区服务使用指南
Fufang Koufu Biyunyao Shequ Fuwu Shiyong Zhinan
（第 2 版）

主　　编：李　瑛　王巧梅
出版发行：人民卫生出版社（中继线 010-59780011）
地　　址：北京市朝阳区潘家园南里 19 号
邮　　编：100021
E - mail：pmph @ pmph.com
购书热线：010-59787592　010-59787584　010-65264830
印　　刷：三河市潮河印业有限公司
经　　销：新华书店
开　　本：889×1194　1/32　印张：1.5
字　　数：26 千字
版　　次：2015 年 6 月第 1 版　　2025 年 1 月第 2 版
印　　次：2025 年 2 月第 1 次印刷
标准书号：ISBN 978-7-117-37608-2
定　　价：35.00 元

《复方口服避孕药社区服务使用指南（第2版）》
编 委 会

主　编　李　瑛　王巧梅

副主编　羊海涛　田春华

编　委（以姓氏笔画为序）

王巧梅　巴　磊　田春华　刘欣燕

羊海涛　李　瑛　黄丽丽　崔　林

程利南

编　者（以姓氏笔画为序）

王巧梅　王圆媛　巴　磊　田春华

朱向珺　李　瑛　杨月华　张　敏

张学宁　陈　颖　林　洁　周　健

周定杰　施雯慧　姚　捷　傅雅丽

学术秘书与图文校对

张学宁　姚　捷

序

习近平总书记多次强调，人民对美好生活的向往就是我们的奋斗目标！

我国有 14.1 亿总人口，4.4 亿个家庭，育龄女性 2.3 亿人。安全避孕，始终和群众的身心健康、家庭幸福直接相关，也是关系民族世代繁衍昌盛的重大战略。

随着科技的进步，各种避孕方法应运而生。复方口服避孕药，因其避孕效果好，妇女可自主使用，在很多发达国家应用非常广泛，也是我国女性常用的避孕方法之一。避孕药品服用时间长，因此其安全性必须高度关注。世界卫生组织 (WHO)、美国和欧洲等均已制定复方口服避孕药使用的相关指南与规范。2015 年，在国家卫生计生委妇幼司指导下，由国家卫生计生委计划生育药具不良反应监测中心组织相关专家编写了《复方口服避孕药社区服务使用指南》(以下简称《指南》)，于 2015 年 6 月正式出版，在全国 31 个省 (自治区、直辖市)120 多个县级监测点推广应用，受到基层妇幼保健机构与妇幼保健服务人员的普遍好评。

党的十八大以来，党和国家更加重视人民群众的生育与避孕需求，出台了一系列重大政策，明确要求有关部门应当提供安全、有效的避孕药具和技术，保障妇女健康和安全。在当下低生育水平的大背景下，如何满足 4.4 亿个家庭几十年的安全避孕需求，如何科学指导群众使用安全高效的避孕方法，如何为国家积极生育政策落地实施提供坚实的科技保障，这是我们共同面临的新挑战。

为落实国家任务要求，促进安全避孕工作高质量发展,提升基层人员专业服务能力,《指南》主编李瑛教授组织相关专家,以高度的责任心、使命感,带着对事业的热情、对人民群众的深厚感情,参考WHO以及英国、美国、加拿大、澳大利亚、新西兰等国家关于复方口服避孕药使用的相关指南与规范的最新更新与修订内容,基于国家基本药物目录和国内计划生育临床诊疗指南与技术操作规范,结合2019年国家卫生健康委发布的《基本避孕服务项目管理工作规范要求》和我国国情,完成了《指南》的修订工作。

《复方口服避孕药社区服务使用指南(第2版)》(以下简称新版《指南》)明确了复方口服避孕药在国家基本公共卫生服务中的重要性,突出了它在女性生育力保护方面的作用,提出了疾病大流行期间避孕药品提供和随访服务的数字化医疗技术与方法,列出了通过人群监测识别用药人群健康风险与相关疾病预防的具体措施,并针对青少年、新婚期、产后、流产后、中年以后的不同阶段人群实现精准服务。

新版《指南》更加贴近群众需求,也更加贴近基层实际,其科学性、实用性更强,更有助于加强避孕药具不良反应监测,更有助于保护女性生育力!

是为序。

国家卫生健康委员会妇幼司原司长
中国妇幼健康研究会原常务副会长
张世琨
2024年9月

前 言

复方口服避孕药因其高效、安全、使用方便而成为广泛应用的女用避孕方法之一，全球有超过 2 亿妇女曾服用避孕药，约 1 亿妇女正在使用。在中国，复方口服避孕药多数为非处方药，主要由县级妇幼保健机构和药具管理站、乡镇卫生院、社区卫生服务中心提供，或者在药店销售。为了更好地给基层妇幼保健技术服务人员提供专业的指导，2015 年国家卫生计生委计划生育药具不良反应监测中心在国家相关临床诊疗指南与技术操作规范以及避孕药具上市后监测与安全性评价研究的基础上，参照世界卫生组织（WHO）和美国、欧洲等相关指南与规范，结合全球最佳循证证据组织编写了《复方口服避孕药社区服务使用指南》（以下简称《指南》），并于 2015 年 6 月正式出版，广泛应用于社区服务。

为了适应新形势下的避孕与生育需求，国家卫生健康委避孕药具药物警戒与生育力监测重点实验室（原国家卫生健康委计划生育药具不良反应监测中心）组织相关领域专家结合当前最佳循证依据与规范要求，参照 WHO《计划生育：全球服务提供者手册（2022 版）》和《避孕方法选用的医学标准（第 5 版）》、英国《复方激素避孕方法使用指南（2023 修订版）》、美国《避孕方法选用的医学标准（2016）》等，结合我国国家基本药物目录和国内计划生育临床诊疗指南与技术操作规范等内容，对《指南》进行了修订。

《复方口服避孕药社区服务使用指南(第2版)》(以下简称新版《指南》)主要修订内容如下:①对目前常用复方口服避孕药在人群中使用的实际避孕效果进行补充;②对避孕方法选用的医学标准进行更新;③对复方口服避孕药在调节女性生育时间和生育间隔以实现理想的生育数量方面的作用及停用避孕药后生育力恢复的情况进行阐述,突出科学避孕与女性生育力保护;④鼓励女性在选择避孕方法时充分咨询生育与避孕的相关问题,对疾病大流行期间避孕药品提供和使用者的随访提出多元化、信息化服务的应对措施;⑤在复方口服避孕药不良反应的预防及处理中增加高风险人群监测,强调预防为主;⑥附录部分新增了处方药与非处方药的类别、《中华人民共和国药典(2020年版)》制剂信息和使用复方口服避孕药健康筛查表。上述修订内容使得新版《指南》在社区服务使用时更具科学性、先进性、实用性和可接受性。

在这里,我们对曾参与《指南》编写的顾问郑淑荣教授与范光升教授,副主编宋冰主任、张明华处长,编委洪浩主任、韩丽晖主任的支持和贡献谨表诚挚谢意!

新版《指南》修订在国家卫生健康委员会妇幼健康司的指导下,获得江苏省卫生健康研究发展中心、国家药品监督管理局药品评价中心/国家药品不良反应监测中心、北京协和医院、浙江大学医学院附属妇产科医院等单位专家的大力支持,在此表示最衷心的感谢!

李　瑛　王巧梅

2024 年 9 月

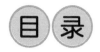

目 录

第一部分
复方口服避孕药的种类与用法

　　复方口服避孕药主要是由人工合成的孕激素与雌激素制成,通过抑制卵巢排卵而发挥避孕作用,因其高效、安全、使用方便而成为广泛应用的女用避孕方法之一,一般需要每日连续服用,以预防妊娠的发生,适用于要求避孕的健康育龄妇女。复方口服避孕药为高效避孕方法,理论失败率为0.3%,其避孕有效率可达99%以上(需要严格按照药品说明书坚持正确使用),但人群使用的实际有效率为93%,实际使用失败率为7%。

　　复方口服避孕药中的雌激素为炔雌醇,剂量略有不同;主要区别在于所含孕激素的种类不同,因此其特性也略有差异。按照相型不同,复方口服避孕药又可分为单相片和多相片。

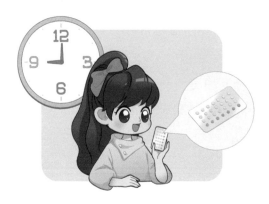

以下分别对我国目前常用的复方口服避孕药的名称、配方、剂量及用法进行说明。

1. 复方炔诺酮片 每片含炔诺酮 0.6mg，炔雌醇 0.035mg。

2. 复方醋酸甲地孕酮片 每片含醋酸甲地孕酮 1mg，炔雌醇 0.035mg。

3. 复方左炔诺孕酮片 每片含左炔诺孕酮 0.15mg，炔雌醇 0.03mg。

以上 3 种国产药物都是从月经周期第 5 日开始用药，一日 1 片，连服 22 日（不能间断），服完后在月经来潮第 5 日继续服药。一般停药 1~3 日来月经，如停药 7 日月经未来潮，确认未妊娠后可以开始服下个周期的避孕药。如停经 2 个月以上，应做相应检查并排除妊娠。

4. 复方左炔诺孕酮片（21+7） 含激素活性片有 21 片，为淡黄色薄膜衣片，每片含左炔诺孕酮 0.15mg，炔雌醇 0.03mg；安慰片有 7 片，为淡粉色薄膜衣片，是不含激素的空白片。在月经来潮的第 1 日开始用药，一日 1 片，连服 21 日含激素活性片，不能间断，再服 7 日安慰片后进入第二个服药周期（无论月经是否干净）；如果月经未来潮，确认未妊娠后可以开始服下个周期的避孕药。

5. 左炔诺孕酮炔雌醇（三相）片 该药模拟女性生理周期激素分泌的变化，将一个周期的雌孕激素按周期变化分成 3 个阶段，3 种剂量配方依次服用。国产左炔诺孕酮炔雌醇(三相)片每一板上有 3 种颜色的药片:黄色 6 片(第 1~6 日):每片含左炔诺孕酮 0.05mg、炔雌醇 0.03mg;白色 5 片(第 7~11 日):每片含左炔诺孕酮 0.075mg、炔雌醇 0.04mg;棕色 10 片(第 12~21 日):每片含左炔诺孕酮 0.125mg、炔雌醇 0.03mg。该药按药品包装上箭头所指方向服用,首次服药从月经来潮的第 3 日开始,每晚 1 片,连服 21 日,先服黄色片 6 日,继服白色片 5 日,最后服棕色片 10 日。一般停药 1~3 日,月经来潮。停药 7 日后,按上述顺序服用下个周期的避孕药。

6. 复方孕二烯酮片 每板 28 片,其中 21 片为白色含激素复方孕二烯酮片,每片含孕二烯酮 0.075mg、炔雌醇 0.03mg;7 片为红色空白片(不含激素药物)。服法为从月经来潮的第 1 日开始,每晚服 1 片白色激素药片,连服 21 日后,再服 7 日红色空白片。服空白片时月经会来潮。服完空白片后,接着服第 2 个周期的药,中间不停药。如月经未来潮,确认未妊娠后,可继续服药。

除了上述复方口服避孕药之外,目前我国由国外引进使用的还有以下品种。

7. 去氧孕烯炔雌醇片 每片含去氧孕烯 0.15mg、炔雌醇 0.02mg 或 0.03mg。其中炔雌醇含量为 0.02mg 的药品均为进口品种,在充分评估女性身体状况、确保用药安全的情况下,可作为非处方药使用。

8. 屈螺酮炔雌醇片　每片含屈螺酮 3mg、炔雌醇 0.03mg。

9. 屈螺酮炔雌醇片（Ⅱ）　每片含屈螺酮 3mg、炔雌醇 0.02mg。目前为处方药,需在医生或药师指导下,按药品说明书服用。

以上 3 种复方口服避孕药均为每板 21 片。从月经来潮的第 1 日开始,每晚服 1 片,连服 21 日不间断。停药 7 日后,接着服第 2 个周期的药。停药期间月经会来潮。如月经未来潮,确认未妊娠后,可继续服药。

目前,去氧孕烯炔雌醇片(炔雌醇含量为 0.03mg 的品种)和屈螺酮炔雌醇片(Ⅱ)均已有国产药品上市。

《国家基本药物目录（2018 年版）》涵盖了纳入国家基本公共卫生服务的避孕药,保障了避孕药在公共卫生方面的基本用药需求。目前,我国城乡居民均可免费享受 19 类基本公共卫生服务项目,其中包括免费提供避孕药具。不同地区可因地制宜提供各类免费避孕药。

第二部分

复方口服避孕药的适用对象

世界卫生组织（WHO）《避孕方法选用的医学标准》将避孕方法的适用性情况分为4级。1级：指避孕方法的使用无限制；2级：指使用避孕方法的益处一般大于理论上或已证实的风险；3级：指理论上或已证实的风险通常大于使用避孕方法的益处；4级：指使用避孕方法对健康有不可接受的危险。WHO《避孕方法选用的医学标准(第5版)》建议社区服务时，4级分类框架可简化成2级分类：使用（1级和2级）、不可使用（3级和4级）。而我国通常将其分为4类：适用（1级，同适应证）、慎用（2级，同相对适应证）、不宜使用（3级，同相对禁忌证）和禁用（4级，同绝对禁忌证）。

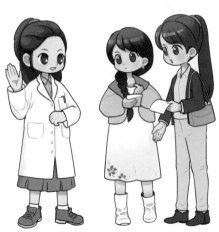

一、适应证（1级）

几乎所有要求避孕的健康育龄女性,包括:已婚或未婚、生育或未生育、流产后女性等,且无使用甾体避孕药的禁忌证者(3级和4级)均可选用。因目前我国社区卫生服务机构尚不具备处理高危对象使用中出现异常状况的能力和条件,故相对适应证者(2级)也不建议使用,如使用则为高危对象,须谨慎并加强随访。

二、相对适应证（2级）

1. 年龄≥40岁。
2. 体质指数(body mass index,BMI)≥30kg/m^2。
3. 妊娠期血压升高史(目前血压正常)。
4. 深部静脉血栓(deep venous thrombosis,DVT)/肺栓塞(pulmonary embolism,PE)家族史(一级亲属*)。
5. 轻度偏头痛,但无局灶性神经症状。
6. 使用非核苷类逆转录酶抑制剂(NNRTIs)**。
7. 较大手术期间。
8. 宫颈上皮内瘤变等。

注:*指使用者的父母、同胞和子女。

**指现阶段由FDA批准的非核苷类逆转录酶抑制剂,包括奈韦拉平和依非韦伦。

三、相对禁忌证（3级）

1. 高血压史(不包括妊娠期高血压)或高血压,血压(140~159)/(90~99)mmHg。
2. 糖尿病但无并发血管性疾病。

3. 高脂血症。

4. 胆道／胆囊疾病。

5. 胆汁淤积症史及妊娠期胆汁淤积症史。

6. 吸烟且年龄≥35岁。

7. 严重偏头痛,但无局灶性神经症状。

8. 服用巴比妥类等抗癫痫药,服用利福平等治疗肺结核药物。

9. 各种疾病急性阶段等。

四、绝对禁忌证(4级)

1. 妊娠。

2. 血栓性静脉炎或血栓栓塞性疾病,深部静脉炎史或静脉血栓栓塞史。

3. 脑血管或心血管疾病。

4. 高血压,血压≥160/100mmHg。

5. 确诊或可疑乳腺癌。

6. 确诊或可疑雌激素依赖性肿瘤。

7. 良性、恶性肝脏肿瘤。

8. 糖尿病伴肾脏或视网膜病变及其他心血管病。

9. 肝硬化、肝功能损伤、病毒性肝炎活动期。

10. 产后6周以内且母乳喂养。

11. 严重偏头痛,有局灶性神经症状。

12. 肾脏疾病,肾功能损伤。

13. 经历大手术,长期不能活动。

14. 系统性红斑狼疮(systemic lupus erythematosus, SLE)等。

第三部分

复方口服避孕药的选择与使用

　　避孕方法的选择要遵循安全、有效、可获得、可接受和可负担五项原则。社区服务时，应在使用者知情选择的前提下，结合使用者的婚育史、避孕史、生理阶段、避孕需求和生育意愿给予适当的建议，并针对使用者所选用避孕方法，详细讲解正确的使用方法，直至使用者完全理解并掌握，并能够满意而有效地使用。本部分重点对不同人群使用复方口服避孕药的要点和注意事项进行阐述，以供个体化咨询参考。

一、不同生理阶段复方口服避孕药的使用要点

（一）青少年

　　1. 特点　处于青春期发育阶段，面临许多身体和心理上的变化；生育力保护和避孕知识匮乏；避孕方法获取困难；无保护性生活比例高。

　　2. 对避孕方法的特定要求　不影响青春期发育；使用方便，隐蔽性好。

　　3. 使用说明

　　（1）应支持青少年学习并掌握性健康知识，加强性道德、性责任、预防和拒绝不安全性行为的教育，提高自我保护意识与能力，避免因意外妊娠而导致流产

甚至重复流产、生殖道感染等问题发生。青少年选择避孕方法时应着重考虑社会和行为因素。面对青少年咨询时，要做到平等、尊重、和谐、诚恳和不评判。

（2）失败率和停用率高，需加强咨询和指导。由于漏服、需要隐蔽使用而不被父母发现、不定期的性行为等原因使得青少年使用复方口服避孕药的失败率高于 30 岁以上女性。青少年普遍对药物不良反应的耐受性差，停用率较高。在选择和使用时进行适当的教育和咨询，可提高满意度、可接受性和药物的续用率。

（3）开始服药时间：①一般在月经来潮 5 日内开始服用(有些品种起始时间不同)，无须采取其他避孕措施；②服用紧急避孕药时，可在服完紧急避孕药后即刻开始服用，无须等到下次月经来潮；③其他情况(如月经来潮 5 日后、闭经)，经确诊未妊娠后，也可随时开始服用，服药的最初 7 日，需禁欲或同时采用其他避孕方法；无法确认是否妊娠者，可暂用其他避孕方法，等下次月经来潮 5 日内开始服用。

（二）新婚期

1. 特点　新婚期女性阴道较紧、弹性差，缺乏性生活经验。

2. 对避孕方法的特定要求　不影响性生活质量、停用后短期内恢复生育、不影响子代健康。

3. 使用说明

（1）不影响性生活质量。

（2）不必担心长期服用复方口服避孕药对生育能力的影响,停药后可很快恢复生理周期和生育能力。

（3）开始服药时间:参见本部分(一)青少年"开始服药时间"的具体内容。

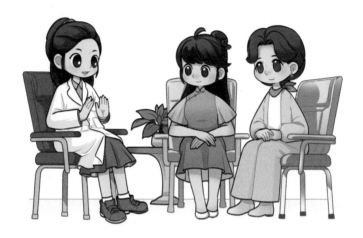

（三）产后

1. 特点　母乳喂养、非母乳喂养。

2. 对避孕方法的特定要求

（1）母乳喂养　最好乳汁中没有药物代谢物;或者含量极低,不影响乳汁质量和婴儿生长发育。

（2）非母乳喂养　无特殊要求。

3. 使用说明　母乳喂养时不建议使用;非母乳喂养可在产后42天开始服用,无须采用其他避孕措施。

4. 调整生育间隔　有再生育计划的女性可用复方口服避孕药调整合理的生育间隔,有效避免非意愿妊娠和人工流产,保护女性生育能力。

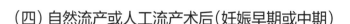

（四）自然流产或人工流产术后（妊娠早期或中期）

1. 特点　排卵恢复快且时间不固定。

2. 对避孕方法的特定要求　不影响流产并发症的观察和处理,可促进流产后子宫恢复。

3. 使用说明

（1）流产后无论有无并发症,均可立即使用复方口服避孕药。

（2）非避孕益处:减少出血量,维持正常的月经周期;对大出血和贫血者更有益。孕激素可增加子宫颈管黏液的黏稠度,形成黏液栓,从而防止细菌上行到子宫腔,预防盆腔感染。

（3）开始服药时间:①流产后可立即使用,无须采取其他避孕措施;②流产后超过 7 日,确认未妊娠后,也可随时开始服用。服药的最初 7 日,需要采用其他避孕方法;如果不能确定是否妊娠,一般可待下次月经来潮 5 日内再开始服用(有些品种起始时间不同)。

4. 避免短生育间隔　大多数女性妊娠终止(包括人工流产、早产等)后,都应尽量避免在 6 个月内再次受孕,因为已有证据提示此间隔的妊娠出现不良结局的风险较高,适时选择使用复方口服避孕药可避免短生育间隔的问题。

（五）中年以后（≥ 40 岁）

1. 特点　卵巢功能开始逐渐衰退,但仍有规律排卵;雌激素水平略有下降,有些中年女性有轻度的更年期症状;随着年龄增长,心血管疾病的风险增高。

2. 对避孕方法的特定要求　简便,周期控制好,不加重更年期症状,不增加心血管疾病风险。

3. 使用说明　排除禁忌证后需要在医生指导下服用,并须加强随访观察。50 岁以上女性不建议使用复方口服避孕药。

二、注意事项

1. 须客观告知使用者复方口服避孕药的不良反应,消除使用者的顾虑,权衡使用者的需求和风险后知情选择。复方口服避孕药常见的不良反应通常较轻,一般坚持正确服药几个月后可缓解或消失;严重不良反应很少见(具体内容参见"第五部分 复方口服避孕药不良反应的预防及处理")。

2. 认真指导如何正确使用复方口服避孕药,减少意外妊娠和不良反应的发生

(1)一般建议每天在同一时间服用,最好固定在每晚睡前,应注意不可随意更改服药时间,以保障避孕效果。无论当天是否有性生活,都必须坚持服用。

(2)避孕药片潮解或有裂隙时不宜服用,须服用同样的未受损的药片,以免影响避孕效果或引起不规则子宫出血。

(3)漏服 1 片复方口服避孕药不足以逆转卵巢抑制,但是,漏服数片或在服药周期临近结束时漏服活性药片或忘记按时开始新的服药周期可能增加排卵风险。漏服、迟服者应及时补服(处理方法详见表 1)。

表 1　迟服或漏服复方口服避孕药的处理

迟服或漏服情况		处理
延迟服用 1 片含激素药物 <24 小时	在任意 1 周迟服	尽快补服 1 片含激素药物并继续每日 1 片用药直至本周期用药结束
漏服 1 片以上含激素药物	在第 1 周,漏服 ≥1 片	尽快补服 1 片含激素药物并继续每日 1 片用药直至本周期用药结束;使用备用避孕方法 7 日,如果近 5 日内有无保护性生活,考虑紧急避孕
	在第 2 周或第 3 周,漏服 <3 片	尽快补服 1 片含激素药物并继续每日 1 片用药直至本周期用药结束;丢弃所有不含激素药物或取消无激素间隔,开始新的一个服药周期
	在第 2 周或第 3 周,漏服 ≥3 片	尽快补服 1 片含激素药物并继续每日 1 片用药直至本周期用药结束;丢弃所有不含激素药物或取消无激素间隔,开始新的一个服药周期;使用备用避孕方法 7 日,如果反复或持续漏服,可考虑紧急避孕
严重呕吐或腹泻	在第 1~3 周发生	如果在服药后 2 小时内呕吐,应尽快补服 1 片并继续照常服药 如果呕吐或腹泻超过 2 天,应按照上述漏服 3 片及以上含激素药物的说明进行处理

注:1. 漏服定义为在使用复方口服避孕药的既定时间 24 小时后或以上服用。

2. 尽快补服复方口服避孕药,意味着同时或同一天可能口服 2 片。

3. 由于激素代谢可能存在相当大的个体间差异,不同妇女在漏服复方口服避孕药后是否会发生避孕失败也存在差异。

4. 如果复方口服避孕药的雌激素含量为 20μg,漏服应从严处理。在服药第 2 周或第 3 周,漏服 <2 片即按照表中漏服 <3 片处理;漏服 ≥2 片即按表中漏服 ≥3 片处理。

（4）如有呕吐或腹泻,会影响药物的吸收,可能导致避孕失败,此时应遵循与漏服避孕药相同的建议。

（5）服用巴比妥类等抗癫痫药,服用利福平等治疗肺结核药物会降低复方口服避孕药的效果,如长期使用这些药物建议改用其他避孕方法;如短期使用,可在服用复方口服避孕药的同时加用其他避孕方法。

（6）复方口服避孕药可以安全使用很多年,不必定期停止使用,只有规律服药才能预防妊娠。

（7）不建议吸烟妇女使用复方口服避孕药。

（8）复方口服避孕药通常作为短效口服避孕药用于常规避孕。在特殊情况下,含有左炔诺孕酮或炔诺孕酮的复方口服避孕药也可用作紧急避孕药,但须在医生或药师指导下,在无保护性生活后 3 天内按照药品说明书要求尽快服用。

3. 停药指征

（1）妊娠或可疑妊娠:如在服药期间妊娠,应告知风险,由妇女自行决定是否终止妊娠。妊娠或可疑妊娠须停药,可疑妊娠者可暂用避孕套避孕。

（2）因手术或其他原因使得下肢制动(无法走动)1 周以上:应终止使用复方口服避孕药(如果为择期手术,需至少提前 4 周),暂用其他避孕方法,恢复走动 2 周后可重新开始服用。

（3）出现可疑严重不良反应早期危险信号:包括腹痛、胸痛、头痛、眼睛问题等(参见"第五部分 复方口服避孕药不良反应的预防及处理"相关内容),暂用其他避孕方法,并做相应检查,待明确诊断后再考虑是否重新开始服用。

(4)不再适用:更换其他避孕方法(参见"第二部分 复方口服避孕药的适用对象"相关内容)。

(5)不再需要:如绝经、手术切除子宫等。

(6)使用对象要求停用:更换其他避孕方法。

4. 服药妇女应定期随访体检　包括测量血压及乳房检查、妇科检查、宫颈细胞涂片检查等(参见"第四部分 复方口服避孕药的用药前检查及用药后随访")。告知使用对象在服药期间出现任何问题、疑问或不良反应时,不可自行停药或更改避孕方法,须及时至社区卫生服务机构咨询。

三、口服避孕药的非避孕益处及拓展的临床应用

除避孕作用外,口服避孕药还有许多非避孕益处。有研究表明,口服避孕药可降低女性死亡率,预防或降低子宫内膜癌、卵巢癌和大肠癌的发生风险,且可用于预防或治疗某些妇科疾病,维护女性生殖健康,通过安全避孕实现生育力保护。

(一) 有助于预防或降低相关疾病风险

1. 可预防或降低子宫内膜癌、卵巢癌和大肠癌的发生风险。有研究表明,用药 10~15 年能够使子宫内膜癌和卵巢癌的患病风险降低 50%,而且停止使用

后 30 年内仍具有持续保护作用。对于卵巢癌,随着用药时间延长,保护性也会增加。研究表明,曾经使用复方口服避孕药的女性患大肠癌的风险降低 19%。

2. 可降低子宫内膜异位症术后复发的风险。

3. 可预防有症状盆腔炎的发生。

(二) 可能有助于降低相关疾病风险

1. 可能有助于降低功能性卵巢囊肿和良性卵巢肿瘤的发生风险。

2. 可预防缺铁性贫血。有研究指出,使用口服避孕药 2 年,用药女性贫血风险降低 50%。

(三) 可减轻或缓解相关症状

1. 缓解痛经,减少或消除经前期综合征和月经期偏头痛的发生。

2. 减少经期失血,调节月经周期,治疗月经周期不规则。

3. 减轻月经周期中可能经历的排卵痛。

4. 能明显减轻痤疮和其他高雄激素血症表现,可治疗与多囊卵巢综合征相关的不规则出血、痤疮、多毛。

5. 有效缓解子宫内膜异位症引起的盆腔疼痛、不规则出血。

第四部分

复方口服避孕药的用药前检查及用药后随访

一、首次使用登记和健康检查

1. 落实社区口服避孕药首次使用登记。落实避孕药首诊登记制度要求技术服务人员熟悉避孕药的作用机制、优缺点、正确使用和注意事项等；重点做好首次使用避孕药品人群的咨询指导，了解用药对象的健康状况、可能对用药有影响的生活方式、家族史、疾病史、进行禁忌证排查（具体筛查标准参见"附录二 使用复方口服避孕药健康筛查表"）后完成首次使用登记。鼓励使用者在选择避孕方法时充分咨询有关问题，包括近期的生育计划、可能影响避孕效果的处方药和非处方药及避孕药品对现用其他药品疗效的影响，在医生的指导下根据自己的健康状况选择适宜的避孕方法。

2. 对既往健康的对象，使用前建议测量并记录血压和体重。血压正常者方可使用复方口服避孕药。

3. 既往有已知疾病或其他特殊情况的对象，在决定使用复方口服避孕药前,须进行与预防保健、诊断或评估可疑疾病相关的实验室检查,如血糖、血脂、肝功能、与凝血相关的检测项目,以判断目前状况是否适合使用复方口服避孕药。

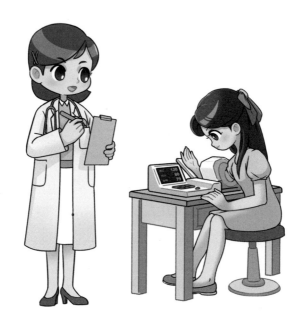

4. 月经推迟者使用前须通过尿和/或血妊娠试验排除妊娠后方可使用。

5. 首次使用登记要点:疾病史、生育史、避孕史、健康筛查结果、避孕药品名称、生产厂家、药品批号(详见表2口服避孕药首次使用记录表项目)。

6. 在疾病大流行期间不改变使用复方口服避孕药的医学准入标准(medical eligibility criteria,MEC)。

表 2　口服避孕药首次使用记录表项目

类别	基本内容
一般特征	人员编号、身份证号、姓名、电话、邮编、家庭住址、出生日期、职业、文化程度、是否首次使用
月经情况	初潮年龄、周期、经期、经量、痛经、末次月经
婚育史	婚姻状况、孕产次、分娩情况、现有子女数、末次妊娠结局、末次妊娠终止时间、目前是否哺乳
避孕史	曾用避孕方法、末次避孕方法、末次避孕方法终止原因
既往史	疾病史、手术史、药物过敏史、血栓疾病家族史
体格检查	体温、脉搏、血压、体重、皮肤、乳房、心、肝、脾、肺、有无视觉障碍、有无静脉曲张
妇科检查	外阴、阴道、宫颈、子宫及附件
辅助检查	宫颈细胞学检查、B 超等
避孕药发放情况	口服避孕药名称、批号、发药量、生产厂家、发药日期、预约下次随访日期、医生姓名、记录日期

二、使用后随访

1. 落实社区口服避孕药随访服务制度

2. 随访频次

（1）首次使用后的 3 个月内进行随访,如有副反应或其他问题,或需要改用其他避孕方法,可及时处理。

（2）常规服药者建议每年随访 1 次,若服药对象出现副作用及其他问题,或者想换用其他避孕方法,建议及时随诊,无须按照常规随访。

（3）相对适应证的妇女,服药期间应加强随访,如有异常及时诊治。

3. 随访方式

随访最好采取面对面的方式,可记录服药对象的血压和体重等信息;及时发现服药对象的不适与健康问题,及时进行处理。除面对面随访外,电话随访也是常规随访方式之一,疾病大流行期间可通过线上及远程随访,包括电子邮件、视频"面对面"随访及手机APP 等方式为服药对象提供随访服务,远程指导服药对象利用药房提高避孕药的可及性。

不同的随访方式都需要了解并记录服药对象的血压、体重、是否需要转用其他避孕方法、近期是否有生育需求等信息。

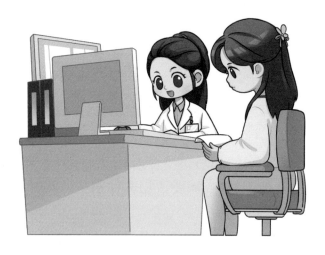

4. 随访要点

(1)随访内容:月经变化情况,更新用药史、有无可疑不良反应 / 事件发生;是否按时服药、服药方法、是否坚持使用、是否满意、是否需要转换其他避孕方法;指导正确使用避孕药具,妥善保管。服药对象应注意体重、血压和脂代谢动态变化,超出正常范围时应及时停药。

（2）检查要点:随访检查包括血压和体重测量、乳房检查和妇科检查;如服药对象有健康状况改变或可疑不良反应/事件,可进行相应检查,如宫颈细胞学检查[a]、脂代谢检测[b]等。

> 注:[a]宫颈细胞学检查:包括传统的巴氏涂片和液基细胞检查。复方口服避孕药使用者和其他妇女一样,宫颈癌筛查从21岁开始。21~29岁女性,应每3年进行一次宫颈细胞学检查,无须联合人乳头瘤病毒（HPV）检测。30~65岁女性,最好每5年进行一次宫颈细胞学检查联合HPV检测,或者每3年进行一次宫颈细胞学检查。
>
> [b]脂代谢检测:临床上血脂的基本检测项目为总胆固醇（TC）、甘油三酯（TG）、高密度脂蛋白胆固醇（HDL-C）和低密度脂蛋白胆固醇（LDL-C）。其他血脂项目如载脂蛋白A1（apo A1）、载脂蛋白B（apo B）、脂蛋白（a）[Lp（a）]等不在临床基本检测项目之列,可根据实际情况酌情检测。根据不同项目检测结果,临床上可将血脂异常分为以下四种类型:高胆固醇血症（TC升高）;高甘油三酯血症（TG升高）;混合型高脂血症（TC和TG均升高）;低高密度脂蛋白血症（HDL-C降低）。

（3）处理要点:咨询指导,可疑症状者转诊,提醒服药者定期到医疗保健机构随访体检。出现不良反应及时报告。

（4）疾病大流行期间的处理:传染病大流行期间如果服药者感染疾病后出现严重的症状和体征,则需要重新评估其是否为复方口服避孕药的适用对象,以确保安全避孕。医生可以指导使用者储备较多的口服避孕药以确保满足疾病大流行期间的避孕需求,避免意外妊娠,降低人工流产的发生。

5. 随访记录要点

详见表3。避孕药品不良反应/事件可通过网络上报国家卫生健康委避孕药具不良反应监测机构。

表3　口服避孕药首次使用随访表项目

类别	基本内容
一般特征	姓名、电话、家庭住址、出生日期、编号、是否为高危对象
使用情况	使用避孕药种类、是否首次使用、使用后第几个月随访、末次月经、是否坚持使用、是否满意、是否需要转用其他避孕方法、近期是否有生育需求
主诉	不良反应、症状或改变、健康问题、是否服用治疗药物
检查	血压、体重、乳房检查、妇科检查、B 超检查等
处理	继续使用、终止使用、不良反应报告情况
避孕药发放情况	批号、发药量、生产厂家、发药日期、预约下次随访日期、医生姓名、本次随访日期

第五部分

复方口服避孕药不良反应的预防及处理

一、药品不良反应

药品不良反应是指合格药品在正常用法用量下出现的与用药目的无关的有害反应。复方口服避孕药与其他药品一样，具有双重性，既有其有效的避孕效果，又有可能产生对人体不利的有害作用。

二、复方口服避孕药不良反应

复方口服避孕药主要由人工合成的孕激素与雌激素制成。外源性人工合成的激素对靶器官的作用与内源性激素有所差异，可引起不良反应的发生。口

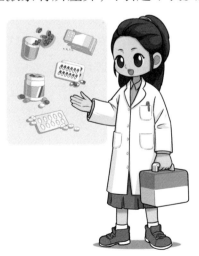

服避孕药不良反应的发生可能与避孕药中的雌激素与孕激素的种类和剂量有一定关系,也可能与服药对象自身对不同激素的反应差异有关。

1. 一般不良反应

（1）妇女服药早期可能会发生恶心、呕吐、头痛、头晕、乳房增大或触痛等类早孕反应,大多数症状会随服药时间延长而改善或消失。

（2）也有一些妇女在服药一段时间后出现症状,如乳房触痛、头痛、乏力、嗜睡、体重增加等。

（3）另一些不良反应如食欲增进、抑郁、性欲减退、痤疮、面部色素沉着、脂溢性皮炎、瘙痒等症状也会在部分妇女中发生。

（4）有些妇女还会发生突破性出血,即服药期间阴道点滴出血或突破出血。大多数出血量少,淋漓不尽,少数出血量可达月经量。一般发生在服药近期,多与漏服有关,少数与避孕药中雌激素或孕激素含量不足以维持子宫内膜的完整性有关。服避孕药半年后常可出现月经减少,甚至停药后无撤退性出血(即停经),与子宫内膜生长被抑制有关。

（5）在开始服药后的1~2年内极少数妇女可发生血压轻微升高,停药后血压会很快降低。

2. 严重不良反应

严重不良反应非常罕见,主要表现在心血管系统,如静脉血栓栓塞、脑卒中、心肌梗死等。在开始服用避孕药后的几个月内或在停药至少1个月后重新开始服用时,静脉血栓栓塞的风险最高,服药一年后风险降低,此后保持稳定,因此不鼓励频繁停药及再次服用口服避孕药。脑卒中包括缺血性脑卒中和出血性脑卒中,发生脑卒中之前可能有偏头痛史或视力障碍等。

其他严重不良反应还表现在肿瘤、代谢等方面,包括乳腺癌、宫颈癌、肝脏功能紊乱、肝脏肿瘤、复视、失明等。

三、预防和处理

(一)预防措施

1. 复方口服避孕药提供者

复方口服避孕药提供者应熟悉复方口服避孕药的作用机制、优缺点、正确的使用和注意事项等;掌握避孕药的适应证和禁忌证,按照计划生育临床诊疗指南与技术操作规范,并参考世界卫生组织《避孕方法选用的医学标准(第5版)》中有关复方口服避孕药选用的分级情况(适用、慎用、不宜使用和禁用)指导妇女选用适宜的复方口服避孕药,实行定期随访服务;实施避孕药不良反应报告制度,及时发现并处理问题;加强专业培训,提高基层医务人员对避孕药不良反应的鉴别和防治能力。

在疾病大流行期间应持续提供安全避孕服务,如提供多个月的复方口服避孕药以覆盖较长的使用时间;通过人群监测识别健康风险,如果妇女报告与严重疾病相关的体征或症状,需要及时转诊治疗并控制病情;对出现严重健康问题的妇女须重新评估其避孕方法的安全性。

特别要熟悉和掌握复方口服避孕药使用者严重危害健康的重大疾病预防措施。

(1)监测血压和血脂:含去氧孕烯或孕二烯酮等孕激素的复方口服避孕药因其雄激素活性进一步降低,对脂代谢作用表现为中性甚至产生良性影响。但要注意的问题是,伴有血脂异常的高血压患者在降压同时常忽视调脂治疗;众多使用复方口服避孕药的妇女在服药期间缺乏常规的血压监测,血压升高后仍继续服用;一些有血脂异常、高血压家族史或患高血压的妇女采用复方口服避孕药作为避孕措施,增加了血压进一步升高的风险。

因此建议医生给予妇女避孕药时应根据其体检报告并详细询问家族史,嘱咐服药者必须认真阅读说明书,把握好选用的分级情况(适用、慎用、不宜使用和禁用),服用避孕药妇女应定期主动监测血压,血压升高者及时停用口服避孕药或更换其他非激素类避孕措施;有血脂异常、高血压家族史或患高血压的妇女应慎用复方口服避孕药;治疗高血压时应转诊至内科。

(2)监测高风险人群:在长期服用避孕药人群中发现可疑的血栓栓塞、脑卒中或心肌梗死患者必须停服避孕药,及时诊治并报告药物不良反应。

（3）关注早期危险信号:口服避孕药应特别警惕心血管疾病。有专家将避孕药严重不良反应早期危险信号以症状的第一个英文字母组成 ACHES,认为服用避孕药时一旦发生下列任何一种警示症状即意味着有可能发生严重不良反应,对出现下述症状者及时停药并进行相关会诊,以便及时治疗:A. 腹痛(abdominal pain):严重腹痛;C. 胸痛(chest pain):严重胸痛、咳嗽、气短或呼吸时剧痛;H. 头痛(headache):严重头痛、头晕、麻木特别是单侧;E. 眼睛问题(eye problem):失明、视力模糊;S. 语言问题(speech problem),严重腿痛(severe leg pain):小腿或大腿。

（4）出现下列疾病建议停药:①盆腔肿物,卵巢明显增大,子宫肌瘤明显增大;②可疑恶性肿瘤;③严重头痛或频发头痛;④高血压;⑤不明原因下肢疼痛,可疑静脉血栓(骨折术后建议停药);⑥肝胆系统疾患,如黄疸、肝病、胆石症;⑦不明原因血尿,可疑肾病及肾病;⑧视觉障碍,如复视、视物不清;⑨内分泌系统疾患,如甲状腺功能亢进、甲状腺功能低下;⑩糖尿病;⑪高泌乳素血症;⑫乳腺肿块未确诊者;⑬自身免疫性疾病,风湿性疾病等;⑭血液系统疾患,如血小板减少症、皮肤瘀斑原因不明;⑮肺结核,不明原因低热;⑯长期慢性皮肤病;⑰长期卧床;⑱服药期间体检重要指标异常者,建议就诊,停药观察。

2. 复方口服避孕药的使用者

选择避孕方法时充分咨询有关问题，在医生的指导下根据自己的健康状况选择适宜的避孕方法；在有妇幼保健（包括计划生育技术服务）执业许可资格的机构接受有执业资格的医生、护士和药师提供的技术服务。准确根据药物说明书服用复方口服避孕药，应知道需要避免什么，当一次服用不止一种非处方药时应格外谨慎，没有询问医生之前不要合用处方药和非处方药。

有良好的自我保健意识，定期随访；重视自身健康权益，发现不适及时到妇幼保健（包括计划生育技术服务）机构或医院咨询、检查和治疗，在必要的情况下更换新的、适宜的避孕方法。

（二）复方口服避孕药不良反应的处理

1. 一般不良反应处理

复方口服避孕药不良反应程度较轻的，通常称副反应或副作用，是指正常用法用量时出现的与避孕目的无关的不适，一般不需要处理，可自行缓解。

（1）类早孕反应：常在服药 1~2 个周期发生，多由避孕药中的雌激素引起。症状一般先重后轻，继续服药可自行缓解，2~3 个月后反应自然减轻或消失。

（2）突破性出血：首先仔细询问服药对象的服药情况，如服药不当，指导正确服药（具体内容参见"第三部分 复方口服避孕药的选择与使用"）。排除服药不当因素后,结合出血时间和出血量进行不同处理:出血如发生在月经周期的前半期,提示雌激素可能不足,加服炔雌醇 0.005~0.015mg(1~3 片),直至该服药周期结束。出血如发生在月经周期的后半期,提示孕激素可能不足,每日加服同种复方口服避孕药 1 片,直至该服药周期结束。如出血量与月经量相当或出血发生在最后几片药时(已服完 18 片药),应当作一次月经处理,于当日停药,从停药的第 5 日起,再开始服用下一周期的避孕药。

(3)经量减少、停经:应向服药对象说明这是服药后的正常反应,对健康无影响,可不予处理。建议妇女每天在相同的时间服药,如有漏服情况,指导妇女正确补服。一旦发生停药后无撤退性出血须排除妊娠,在停药 7 日后可继续服药。如连续闭经 3 个月,应停药观察,一般停药后可自行恢复。

(4)体重增加:较长时间服用短效口服避孕药,少数妇女体重有所增加。其原因是避孕药中的孕激素成分有弱雄性激素作用,可促进体内合成代谢,体重增加;也可由避孕药中雌激素成分使水及钠在体内潴留所致。体重增加明显者可停药观察。

(5)高血压:口服避孕药所致高血压多为轻度或中度高血压,极少数发展为重度或恶性高血压。在服药 1~2 周即可发生,多在服药数月或一年后发生。如血压≥140/90mmHg 应考虑停药观察,同时改用其他避孕措施;血压持续升高应转内科诊治。

（6）面部色素沉着：少数妇女服用避孕药一段时期后，面颊部出现同妊娠期色素沉着相似的蝶形斑或雀斑，停药后多数妇女可自然减轻而恢复，极少数妇女色素消退缓慢，但不影响健康。

（7）其他：少数服药者有头痛、水肿、性欲改变、痤疮、脱发、脂溢性皮炎等不良反应。轻者不必处理；重者应停药，改用其他避孕措施，并予以对症治疗。

2. 严重不良反应处理

复方口服避孕药严重不良反应发生率很低，比较罕见，一旦出现，建议及时转诊至二级以上综合医院，明确诊断并积极抢救，同时停服避孕药。即使尚未确定与避孕药的关系，也应立即上报国家卫生健康委避孕药具不良反应监测机构。

附录一　我国复方口服避孕药
通用名称及管理信息

通用名称	管理类别	中国药典制剂（2020年版）	批准文号／注册证号
复方左炔诺孕酮片	甲类非处方药	是	国药准字 H11020047
			国药准字 H32023077
			国药准字 H19983159
			国药准字 H20093260
复方左炔诺孕酮滴丸	甲类非处方药	是	国药准字 H32023076
			国药准字 H11021475
复方炔诺酮片	甲类非处方药	是	国药准字 H33020718
			国药准字 H31021921
左炔诺孕酮炔雌醇（三相）片	甲类非处方药	是	国药准字 H10940204
复方醋酸甲地孕酮片	甲类非处方药	是	国药准字 H31021920
去氧孕烯炔雌醇片[1]	甲类非处方药	否	国药准字 HJ20171176
			国药准字 H20234041
复方孕二烯酮片	甲类非处方药	否	国药准字 H20093701

续表

通用名称	管理类别	中国药典制剂（2020 年版）	批准文号 / 注册证号
屈螺酮炔雌醇片	甲类非处方药	否	国药准字 HJ20170316
			国药准字 HJ20170317
			国药准字 HJ20210029
			国药准字 HJ20220070
屈螺酮炔雌醇片（Ⅱ）	处方药	否	国药准字 HJ20140972
			国药准字 H20233467
复方炔雌醇片	处方药	否	国药准字 H31023002
炔雌醇环丙孕酮片	处方药	否	国药准字 H20065479
			国药准字 H20094005
去氧孕烯炔雌醇片 [2]	双跨药品 [3]	否	国药准字 HJ20170258
			国药准字 HJ20230049

注：1. 含去氧孕烯 0.15mg，炔雌醇 0.03mg。

2. 含去氧孕烯 0.15mg，炔雌醇 0.02mg。

3. 即根据适应证、剂量和疗程的不同，既可作为处方药，又可作为非处方药。

附录二　使用复方口服避孕药健康筛查表

问题	回答	
1. 您是否正在哺乳？	是	否
2. 您是否吸烟且年龄 ≥ 35 岁？	是	否
3. 您是否患肝硬化、肝功能损伤或肝脏肿瘤？您是否正处于病毒性肝炎活动期？	是	否
4. 您目前是否患高血压？您是否正在服用降压药？	是	否
5. 您是否患糖尿病（包括糖尿病伴肾脏、视网膜、其他心血管病变）？	是	否
6. 您目前是否患胆道或胆囊疾病？	是	否
7. 您是否曾患或现患脑卒中、心肌梗死或血栓栓塞（如下肢深静脉或肺部）？	是	否
8. 您是否患乳腺癌？	是	否
9. 您是否患偏头痛或严重头痛（包括视力变化）？	是	否
10. 您是否正在服用治疗癫痫的药物（如巴比妥类、卡马西平、拉莫三嗪、奥卡西平、苯妥英钠、扑米酮、托吡酯等）？您是否正在服用利福平或利福布汀治疗肺结核或其他疾病？	是	否
11. 您是否准备进行外科手术，术后需要一周或更长时间限制活动？	是	否
12. 您是否存在可能增加冠心病或脑卒中风险的因素（如年龄较大、吸烟、高血压或糖尿病）或可疑症状（如腹痛、胸痛、头痛或视力异常等）？	是	否
13. 您是否患系统性红斑狼疮？	是	否
若任何一项问题选择"是"，则该对象不能使用复方口服避孕药。		

注：1. 本筛查表参考 WHO《计划生育：全球服务提供者手册（2022版）》，为方便社区对妇女进行用药前健康筛查，对部分内容进行简化及适应性修改。

2. 特殊人群（如患全身疾病或妇科疾病、HIV 感染、智力残疾等）建议至专科医院就诊；患严重内外科疾病（包括严重心血管系统疾病、严重肺功能不全、严重肝肾疾病、严重内分泌疾病等）者，建议至医院专科门诊就诊。建议在相应专科医生和妇幼保健医生的共同指导下，选择合适的避孕方法。

附录三　名词解释

1. **基本药物**　适应基本医疗卫生需求,剂型适宜,价格合理,能够保障供应,公众可公平获得的药品。国家基本药物目录是各级医疗卫生机构配备使用药品的依据。

2. **处方药与非处方药**　根据药品品种、规格、适应证、剂量及给药途径不同,对药品分别按处方药与非处方药进行管理。处方药必须凭执业医师或执业助理医师处方才可调配、购买和使用;非处方药不需要凭执业医师或执业助理医师处方即可自行判断、购买和使用。

3. **单相片**　每个激素药片中有相同含量的雌激素和孕激素。

4. **多相片**　在服药周期的不同阶段,雌激素和孕激素的含量不同。

单相片和多相片以相同的方式预防妊娠,在副作用、有效性和持续性方面的差异很小。

5. **双相片**　前 10 粒药片为一个雌孕激素剂量组合,后面 11 粒药片为另一个不同水平的雌孕激素剂量组合。

6. **三相片**　前 7 粒药片为一个雌孕激素剂量组合,中间 7 粒药片为另一个剂量组合,最后 7 粒激素药片又是一个不同水平的剂量组合。

7. 生育间隔　即两次生育间隔时间,通常指前一次分娩后到下次妊娠前的间隔时间,或者说生育间隔为出生到出生的间隔减 9 个月即出生到下次妊娠的间隔。为了减少孕产妇、围生期和婴儿不良结局的风险,世界卫生组织建议从前一次活产到随后妊娠的生育间隔至少要 24 个月。

8. 药品不良反应　我国对药品不良反应(ADR)的定义为:合格药品在正常用法用量下出现的与用药目的无关的有害反应。常见药品不良反应主要包括副作用、毒性作用、后遗效应、变态反应、继发反应、特异性遗传素质反应等。

9. 药品不良事件　药品不良事件(ADE)和药品不良反应含义不同。一般来说,药品不良反应是指因果关系已确定的反应,而药品不良事件是指因果关系尚未确定的反应。也就是说药品不良事件是指药物治疗过程中出现的不良临床事件,它不一定与该药有因果关系。

10. 副作用　药品的副作用,也叫副反应,是指药品按正常剂量应用时所出现的与用药目的无关的其他作用。产生副作用的原因是药品选择性低,作用范围广,治疗时利用其中的一个作用,其他作用就成了副作用。一般情况下,药品的副作用程度较轻。

11. 毒性作用　由于个体差异,病理状态或并用药品可以导致患者对药品的敏感性增加,而在治疗量时引起毒性反应。有意或无意的过量服用而产生的毒性不属于药品不良反应,毒性反应在性质和程度上都与副作用不同,对患者的危害性也较大。

12. 后遗效应 指停药以后,虽然血药浓度已经降至最低有效浓度以下,但生物效应仍然存在。如服用长效的镇静催眠药后,次晨有困倦、头昏、乏力等反应。

13. 变态反应 主要指药品刺激机体而产生的不正常的免疫反应。某些药品本身不具备抗原性,但可以在机体内与某些高分子载体蛋白结合形成抗原,某些生物制品本身就是完全抗原,刺激机体产生抗体,当机体再次接触药品后,可发生抗原抗体反应即变态反应。这种反应的发生与药品的剂量无关或关系甚少,治疗量或极小量都可发生。根据变态反应的速度不同,可将变态反应分为速发型和迟发型两类。速发型反应中Ⅰ型为过敏反应,Ⅱ型为细胞溶解反应,Ⅲ型为免疫复合物反应。迟发型反应称为Ⅳ型变态反应。

14. 继发反应 是由于药品的治疗作用所引起的不良后果,又称为治疗矛盾。如由于长期口服广谱抗生素,使许多敏感菌株受到抑制,以至于一些不敏感的细菌,如耐药性葡萄球菌及白色念珠菌等大量繁殖,引起葡萄球菌伪膜性肠炎或白色念珠菌病等继发感染,也称二重感染。

15. 特异性遗传素质反应 指少数人在用药之

后，由于先天性遗传异常，例如某种药品代谢酶缺乏，所产生的与药品本身药理作用无关的反应。乙酰化酶缺乏患者服用异烟肼后由于体内代谢延缓，血药浓度升高，易致多发性神经炎；红细胞内缺乏葡萄糖-6-磷酸脱氢酶的患者，体内还原型谷胱甘肽不足，服用某些药品如伯氨喹，易引起溶血反应。

16. 药品不良反应监测　是指对上市后的药品不良反应/不良事件的发现、报告、评价和控制的过程。

17. 药物警戒　是指发现、评估、理解和防范不良反应或任何其他与药物相关问题的科学研究和活动。

参考文献

［1］ 国家药典委员会.中华人民共和国药典（2020 年版,第一增补本）［M］.北京:中国医药科技出版社,2023.

［2］ 国家药典委员会.中华人民共和国药典（2020 年版,二部）［M］.北京:中国医药科技出版社,2020.

［3］ 中华人民共和国国家卫生健康委员会.国家基本药物目录（2018 年 版）［A/OL］.（2018-10-25）［2024-04-26］. http://www.nhc.gov.cn/ewebeditor/uploadfile/2018/10/20181025195256627.pdf.

［4］ 中华医学会计划生育学分会.临床诊疗指南与技术操作规范:计划生育分册（2017 修订版）［M］.北京:人民卫生出版社,2017.

［5］ World Health Organization Department of Sexual and Reproductive Health and Research（WHO/SRH）,Johns Hopkins Bloomberg School of Public Health Center for Communication Programs（CCP）, USAID Burean for Global Health. Family planning: a global handbook for providers（2022 update）［M］. Baltimore and Geneva: CCP and WHO, 2022.

［6］ Faculty of Sexual and Reproductive Healthcare. FSRH guideline（January 2019）combined hormonal contraception（Revision due by January 2024）［J］. BMJ Sex Reprod Health, 2019, 45（Suppl 1）: 1-93.

［7］ Faculty of Sexual and Reproductive Healthcare. FSRH Guideline: Contraception for Women Aged Over 40 Years（2023 update）［M］. Faculty of Sexual and Reproductive Healthcare, 2023.

［8］ Faculty of Sexual and Reproductive Healthcare. FSRH clinical guidance: drug interactions with hormonal contraception（2022 update）［M］. Faculty of Sexual and Reproductive Healthcare, 2022.

［9］ Faculty of Sexual and Reproductive Healthcare. FSRH clinical guideline: contraceptive choices for young people（20193 update）［M］. Faculty of Sexual and Reproductive Healthcare, 2019.

［10］ CURTIS K M, TEPPER N K, JATLAOUI T C, et al. U.S. medical eligibility criteria for contraceptive use, 2016［J］. MMWR Recomm Rep, 2016, 65（3）: 1-103.

［11］ World Health Organization. Medical eligibility criteria for contraceptive use［M］. 5th ed. Geneva: World Health Organization, 2015.

［12］ World Health Organization. Ensuring human rights in the provision of contraceptive information and services: guidance and recommendations［M］. Geneva: World Health Organization, 2014.

［13］ 谢幸, 孔北华, 段涛. 妇产科学［M］. 9版. 北京:人民卫生出版社,2018.

［14］ 葛均波, 徐永健, 王辰. 内科学［M］. 9版. 北京:人民卫生出版社,2022.